AF501056

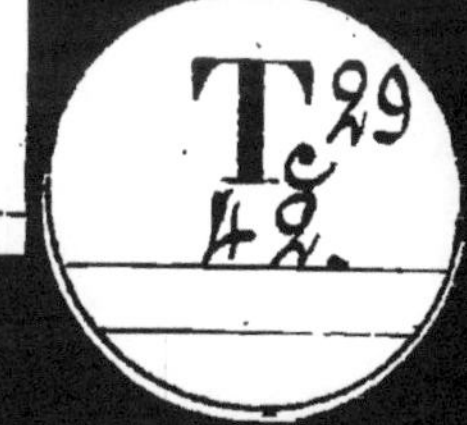

DU SEVRAGE

CONSEILS A MA FILLE

AUX JEUNES MÈRES ET AUX NOURRICES

PAR

Le Docteur L. MICHALSKI

> On sèvre trop tôt tous les enfants.
> Le temps où l'on doit les sevrer est indiqué par l'éruption des dents.
>
> J.-J. ROUSSEAU.

Ouvrage couronné par la Société protectrice de l'Enfance de Paris.

PARIS

DELAHAYE ET Cie, LIBRAIRES-ÉDITEURS

Place de l'École-de-Médecine

1876

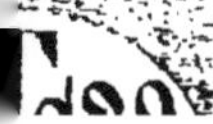

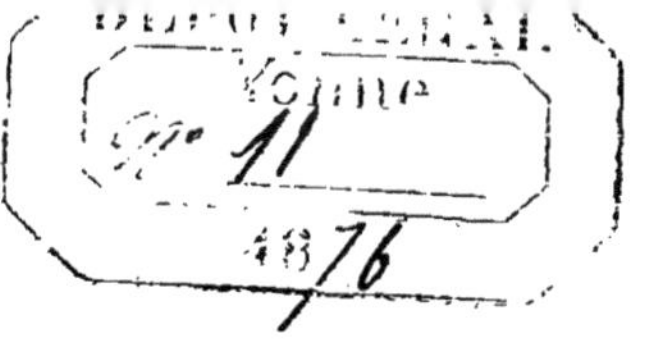

DU SEVRAGE

DU SEVRAGE

CONSEILS A MA FILLE

BIBLIOTHÈQUE NATIONALE IMPRIMÉS R.F.

AUX JEUNES MÈRES ET AUX NOURRICES

PAR

Le Docteur L. MICHALSKI

On sèvre trop tôt tous les enfants.
Le temps où l'on doit les sevrer est indiqué
par l'éruption des dents.

J.-J. ROUSSEAU.

Ouvrage couronné par la Société protectrice de l'Enfance de Paris.

PARIS
DELAHAYE ET Cie, LIBRAIRES ÉDITEURS
Place de l'Ecole-de-Médecine.

1876

AVANT-PROPOS

Suivant le conseil de Jean-Jacques Rousseau, qui recommande de s'adresser de préférence aux femmes, quand on veut parler de l'éducation physique et morale des enfants, c'est pour vous plus particulièrement que j'écris aujourd'hui, mères dévouées, qui désirez soustraire, autant qu'il est en votre pouvoir, de chers petits êtres aux dangers qui menacent des existences encore si fragiles, durant les premiers temps de la vie. Non pas que je veuille faire un traité complet sur la matière; cette prétention, de ma part, serait téméraire. Pour mener à bien une telle entreprise, il me manquerait la plume et la profondeur de vues du philosophe de Genève. Pour être moins élevé, mon but sera peut-être plus facilement atteint. Ce que je veux, c'est attirer l'attention des mères, des nourrices et de quiconque s'occupe des enfants, sur un point capital de l'hygiène du premier âge, sur la question du sevrage. Nous nous proposons d'étudier ici les conditions les plus propres à rendre moins périlleuse cette opération, toujours si délicate. Nos conseils seront toujours appuyés sur l'expérience et l'autorité des auteurs les plus compétents ; nous nous efforcerons de les formuler le plus simplement possible, mettant toute notre ambition à nous faire bien comprendre.

A quelle époque convient-il de songer au sevrage et comment faut-il y préparer l'enfant ? Quels sont les dangers auxquels sont plus particulièrement alors exposés les enfants? Que faut-il penser des produits spéciaux destinés à l'alimentation des enfants à l'époque du sevrage? Quels sont les rapports du sevrage avec les phénomènes de la première dentition? Y a-t-il une saison de l'année qu'il faille préférer pour opérer le sevrage? Comment faut-il y procéder définitivement ? Quels sont les soins que réclame la santé de la mère après le sevrage?

Telles sont les principales questions qui se présentent à notre esprit, et auxquelles nous allons tâcher de répondre sans nous attarder plus longtemps à des considérations générales sur l'importance du sujet, qui devra ressortir de ce que nous allons dire, si nous ne restons pas trop au-dessous de la tâche que nous entreprenons.

Charny, Septembre 1875.

LETTRE I

A QUELLE ÉPOQUE CONVIENT-IL DE SONGER AU SEVRAGE ? COMMENT FAUT-IL Y PRÉPARER L'ENFANT?

Quel événement ! Mais aussi quel empressement à nous annoncer la grande nouvelle ; ton fils a fait ses deux premières dents, en moins de huit jours, et presque sans souffrir. Tu sais, ma chère enfant, quelle part nous prenons à tous tes bonheurs, aussi nous réjouissons-nous de savoir excellente la santé de notre cher enfant. Comme nous allons être fière de les montrer à toutes nos amies, ces jolies petites quenottes attendues avec tant d'impatience.

Je ne voudrais pas, sans raison, troubler la joie que te causent les progrès chaque jour plus sensibles du développement physique de ton cher bébé, mais faut-il laisser ta sollicitude s'endormir dans une sécurité trompeuse, alors que l'apparition de ses premières dents fait entrer ton enfant dans une phase nouvelle de son existence qui réclame toute notre attention, à cause des dangers auxquels le cher petit être va se trouver plus que jamais exposé.

Jusqu'alors, grâce aux soins dévoués qu'en mère éclairée tu n'as cessé de lui prodiguer, ton fils a joui d'une santé parfaite. Il a maintenant six mois. Le travail de la première dentition est commencé pour lui ; combien peu d'enfants échappent aux périls de cette crise douloureuse et redoutable. Les douces joies que tu éprouves à allaiter toi-même ton cher bébé t'ont empêchée de penser au moment où il faudra rompre les derniers liens qui l'attachent encore à toi par cette nécessité de puiser dans le sein de sa mère le meilleur aliment qui lui ait convenu jusqu'à ce jour. Le temps est venu de songer au sevrage, opération toujours si délicate, par cela même qu'elle devient nécessaire à cette époque, la plus périlleuse de la première enfance. Il faut donc s'armer de courage et redoubler de zèle, pour ne négliger aucune des précautions qu'une sage prévoyance nous indique et dont je veux t'entretenir aujourd'hui.

Chacun sait en quoi consiste le sevrage. Si pendant la première période de son existence, l'enfant a besoin d'une nourriture spéciale, exclusivement constituée par le lait de sa mère, à mesure que son estomac, si délicat d'abord, se développe et se fortifie, il devient nécessaire de l'accoutumer graduellement à recevoir toute espèce d'aliments, jusqu'à ce qu'il puisse se passer complétement du lait de sa nourrice. On comprend que l'enfant ne peut être sevré brusquement, qu'il ne peut passer sans transition du sein de la mère à la table de famille ; son estomac ne pourrait supporter un changement de régime aussi complet sans y être progressivement préparé. Faudrait-il donc prendre pour les enfants moins de précautions qu'on a l'habitude de le faire pour les petits chats ou les petits chiens qu'on veut élever ? Ne se garde-t-on pas de donner à ces jeunes animaux des os ou de la viande dès que la mère ne leur donne plus à téter. N'a-t-on pas soin de les nourrir d'abord avec du lait, jusqu'à ce qu'ils soient assez forts pour supporter une nourriture plus substantielle ? Trop souvent, pourtant, ne voit-on pas donner trop tôt à l'enfant des aliments que son estomac ne saurait élaborer avec profit. Je ne saurais trop insister sur la nécessité de ménager une transition convenable entre l'allaitement et le sevrage qui doit rendre l'existence de l'enfant tout-à-fait indépendante. Qu'elle sera triste et misérable, cette existence qu'on lui prépare, si l'on croit pouvoir se départir ici de certaines règles, quand on songe qu'un sevrage trop hâtif ou mal dirigé peut faire des êtres chétifs, scrofuleux, tuberculeux ou rachitiques, ce que l'expérience a malheureusement démontré trop souvent.

Le sevrage doit être préparé de longue main. J'ai toujours insisté pour que ton fils n'eût d'autre aliment que le lait de sa mère, au moins pendant les cinq ou six premiers mois. J'ai permis, depuis peu, qu'il reçût un peu de lait de vache en supplément. Ce n'est pas que j'aie craint de voir ton lait ne plus suffire seul à son alimentation ; mon but était plutôt de l'habituer déjà à un aliment nouveau. L'obligation de modifier plus complétement le régime de notre grand garçon s'impose maintenant à nous. Quel doit être désormais le régime alimentaire de Bébé ? C'est ce que je vais m'appliquer à te faire savoir avec quelques détails ; il n'en est pas de si petit qui n'ait son importance en matière de sevrage. Aujourd'hui plus que jamais, nos moindres soins doivent concourir au but élevé que nous nous sommes toujours proposé, de faire de ton fils, non pas un de ces êtres à constitutions affaiblies qui traînent leur vie inutile dans nos villes — tu sais quelle jolie dénomination sert à les désigner — mais un homme vraiment digne de ce nom, et capable de remplir un jour tous ses devoirs de citoyen.

Il va falloir donner à ton fils quelques aliments nouveaux dont le lait, pendant quelque temps encore, devra faire la base. Tu feras préparer pour lui de petites soupes maigres, très légères, avec des substances féculentes délayées et suffisamment cuites avec le lait. Tu n'auras que l'embarras du choix entre la farine de froment légèrement chauffée au four, mais non torréfiée ni roussie, la farine de riz, la fécule de pomme de terre, l'arrow-root, les panades au pain et au beurre, aliments que tu devras varier suivant le goût de Monsieur Bébé et surtout selon l'état de sa santé. Il est bon que tu saches pour cela qu'il faudra préférer l'arrow-root comme aliment léger; la crême de riz, si les garderobes devenaient trop fréquentes, et la fécule de pomme de terre dans le cas contraire. Une seule cuillerée à bouche de ces farines suffira d'abord pour préparer un potage dont tu ne donneras pour commencer que cinq ou six petites cuillerées.

Bébé ne fera d'abord qu'un seul repas, et de préférence au milieu de la journée ; mais tu ne tarderas pas à pouvoir lui faire prendre deux soupes par jour, puis trois, vers le dixième mois. Alors on pourra se permettre d'ajouter aux bouillies quelques potages maigres, avec de la semoule claire et bien cuite, du vermicelle, du tapioca, puis quelques petits potages au bouillon de poulet d'abord et bientôt au bouillon de bœuf. Si l'estomac de notre cher enfant s'accoutume sans accident à cette alimentation, il faudra essayer de lui donner quelque jaune d'œuf peu cuit et commencer à lui faire boire un peu d'eau rougie légèrement sucrée. A un an, notre grand garçon pourra presque s'asseoir à votre table pour sucer un os de volaille, une croûte de pain qu'il mâchonnera, ce qui ne sera pas sans utilité pour faciliter la sortie des dents.

Il va sans dire qu'à mesure que Bébé recevra des aliments nouveaux en plus grande quantité, il devra prendre le sein moins souvent. Dès que le cher enfant prendra deux soupes par jour, une le matin, l'autre le soir, tu devras cesser complétement l'allaitement pendant la nuit, et ne plus lui donner le sein que quatre ou cinq fois pendant le jour. D'ailleurs le petit ingrat recherchera le sein de sa mère avec moins d'avidité, à mesure qu'il prendra goût à une nourriture plus variée.

Je ne veux pas en finir avec ces recommandations au sujet de la nouvelle alimentation de Bébé, sans te parler d'un usage que, pour ma part, je ne saurais trop blâmer. N'a-t-on pas l'habitude de donner aux enfants que l'on veut sevrer, des pâtisseries de toute sorte dont ils sont toujours très friands, et qu'ils préfèrent de beaucoup aux petites soupes, qui leur conviennent mieux. On ne pense pas généralement que cette pratique puisse avoir d'autre inconvénient que d'habituer les enfants à la gourmandise. C'est une erreur qu'il importe de signaler et de combattre. Ces gâteaux, à la crême ou aux confitures, faits avec une pâte molle ou feuilletée, qui n'a pas subi, comme celle du pain, un certain degré de fermentation favorable à la digestion, sont des aliments lourds et indigestes qui déterminent souvent chez les enfants des diarrhées, toujours si nuisibles à leur développement. Il faut préférer à ces pâtisseries des biscuits secs, qui sont d'une digestion facile.

Voilà, ma chère enfant, tout ce que je tenais à te dire sur le nouveau régime auquel il va falloir accoutumer ton fils. S'il m'a été facile de te donner à ce sujet, quelques règles générales, je laisse à ta sagacité maternelle le soin de les appliquer de façon à ce que la santé de notre enfant n'en souffre pas. Le meilleur moyen de savoir si l'alimentation est bien réglée, c'est d'en observer les effets. Si les fonctions de l'estomac ne sont pas troublées, c'est que le régime convient ; s'il en est autrement, c'est qu'il faudra le modifier.

Tu devras te conformer à mes conseils, non seulement dans l'intérêt de Bébé, mais aussi dans le tien. Il ne serait pas non plus sans danger pour toi, chère petite maman, que le sevrage s'opérât sans précaution. En procédant, ainsi qu'il convient, ton lait deviendra moins abondant à mesure que ton enfant se passera davantage du sein, et nous n'aurons pas à craindre les accidents que peut déterminer une suppression trop brusque de l'allaitement.

LETTRE II

DANGERS AUXQUELS SONT PLUS PARTICULIÈREMENT EXPOSÉS LES ENFANTS A L'ÉPOQUE DU SEVRAGE.

Tu te plains, ma chère enfant, de ce que je ne me suis pas suffisamment étendu sur les dangers auxquels sont plus particulièrement exposés les enfants arrivés à l'âge de Bébé, qui commencent à faire leurs dents et qu'il faut préparer au sevrage. Convaincu de cette vérité, qu'il est toujours plus facile de prévenir le mal que d'y remédier, j'avais cru mieux faire en te donnant les moyens d'éviter le danger ; c'est pourquoi j'avais préféré t'entretenir du nouveau régime qui convient le mieux pour ton fils, plutôt que des accidents qui seraient à redouter, surtout dans le cas où tu ne te conformerais pas aux règles que j'ai dû t'indiquer.

Ta lettre me montre combien ton cœur de mère s'est alarmé ; les plus vives appréhensions sont nées dans ton esprit pour la période dans laquelle vient d'entrer le développement physique de Bébé. Ce que je t'en ai dit n'est que trop vrai. Si depuis sa naissance, tu as toujours eu quelque danger à redouter pour ton fils, le temps des alarmes n'est pas encore passé. Le temps du sevrage est toujours critique pour les enfants. Plus que jamais des accidents graves sont à craindre, et puisque tu veux être complétement renseignée à ce sujet, je ne puis me refuser à te satisfaire. Aussi bien, la connaissance du danger nous mettra mieux à même de le conjurer.

Est-ce donc qu'il existe des maladies particulières au sevrage, soit à cause de leur nature spéciale, soit qu'elles se produisent alors seulement, ou qu'elles soient causées par le changement d'alimentation des enfants? Cette croyance d'autrefois est reconnue mal fondée ; on sait aujourd'hui qu'il n'existe aucune relation de cause à effet entre le sevrage et les maladies qu'on observe souvent alors. Il ne faut voir là qu'une simple coïncidence de faits. Il est pourtant des accidents qui paraissent plus spécialement devoir être rapportés au sevrage ; ce sont les dérangements intestinaux. Encore l'observation attentive des faits montre-t-elle que le plus ordinairement l'inflammation des voies digestives ne se produit que si le sevrage est effectué sans précautions, trop tôt, trop brusquement et dans un moment mal choisi. Tu vois combien j'ai eu raison d'appeler tout d'abord ton attention sur la nécessité de ménager convenablement la transition entre l'allaitement et l'alimentation indépendante de Bébé.

Le danger que fait courir aux enfants l'opération du sevrage est encore accru par cette circonstance fâcheuse, qu'elle devient nécessaire à l'époque où l'enfant fait ses dents. Tu sais, en effet, que le travail de la dentition s'accompagne presque toujours d'accidents sérieux du côté du ventre. Les organes digestifs de l'enfant ayant à cette époque une susceptibilité particulière, il importe de surveiller avec la plus grande sollicitude leur alimentation afin d'éviter tout ce qui pourrait troubler les fonctions digestives. Malgré les plus grandes précautions, on ne peut souvent pas prévenir ces accidents chez les enfants qui font leurs dents ; que pourra-t-il donc arriver à ceux que l'on entreprend de sevrer alors ? Qu'il me suffise de te nommer ici la diarrhée et les convulsions ; la diarrhée, qui peut prendre les caractères de ce que nous appelons *le Choléra des Enfants*, et les emporter en moins de quarante-huit heures ; les convulsions, maladie terrible dont le nom seul suffit à jeter l'alarme dans le cœur des mères.

Tels sont les principaux accidents qui peuvent non seulement troubler la santé de Bébé pour un moment, mais avoir la plus fâcheuse influence sur son développement physique. Ce qui doit atténuer tes craintes, c'est la certitude de pouvoir, dans une certaine mesure, écarter le danger, en suivant les préceptes d'une hygiène bien entendue. Je me suis efforcé de te faire comprendre l'importance de l'alimentation bien réglée suivant les forces digestives de l'enfant ; je n'y reviendrai donc pas. Il est une vérité dont je voudrais te savoir pourtant bien pénétrée : c'est qu'une simple indigestion due à un écart de régime peut causer les accidents terribles dont je te parlais tout à l'heure.

Que de diarrhées, que de convulsions, doivent être rattachées à une alimentation prématurée, le plus souvent mal proportionnée avec les forces digestives de l'enfant. Il me paraît d'autant plus nécessaire d'insister sur cette cause d'accidents, que trop souvent les parents, quelque éclairés qu'on puisse les supposer, sont toujours disposés à faire prévaloir leur opinion ou leurs déplorables préjugés. Combien n'en rencontrons-nous pas qui, habitués à gorger leurs enfants d'aliments trop copieux ou indigestes, ne veulent pas reconnaître l'influence de cette pratique blâmable pour produire des accidents dont ils sont la cause par leur incurie ou leur prodigieux entêtement.

Quelque effrayante que soit la perspective des accidents du sevrage, il est une vérité bien consolante pour une mère, c'est qu'à côté du danger, la Nature, toujours prévoyante, a placé le remède. Il est un fait bien établi, c'est que le lait de la mère est non seulement le meilleur aliment pour l'enfant bien portant, mais aussi le remède le plus efficace dans les maladies du premier âge, et surtout dans les affections abdominales. C'est ce qu'il ne faut pas oublier, et ce qui doit te faire comprendre mieux encore combien il importe de ne pas sevrer trop tôt les enfants. Malgré toutes les précautions que nous allons prendre pour préparer ton fils au sevrage, si nous allions être arrêtés par quelqu'un des accidents que tu connais maintenant, quelle idée rassurante pour toi, de savoir que l'allaitement prudemment prolongé serait pour nous du plus grand secours, en nous offrant la plus précieuse des ressources, que nous saurons nous ménager.

LETTRE III

QUE FAUT-IL PENSER DES SPÉCIALITÉS VANTÉES POUR L'ALIMENTATION DES ENFANTS A L'ÉPOQUE DU SEVRAGE?

J'aurais été bien étonné, ma chère enfant, si dans le temps où nous nous préparons à sevrer Bébé, ton attention n'avait pas été attirée par les annonces qui s'étalent à la dernière page des journaux de tout format, sur certaines préparations dont la prétention est de remplacer le lait, quand l'allaitement devient insuffisant, ou de succéder à ce premier aliment de l'enfant à l'époque du sevrage. C'est que jamais ces produits, répandus dans le commerce sous le nom de *Spécialités alimentaires du premier âge,* n'ont été plus nombreuses à se disputer la faveur du public ; jamais, non plus, leur succès n'a été plus grand. Ne faut-il pas croire à l'opportunité du moment, bien reconnue par les industriels, pour exploiter cette mine ouverte à l'imagination des inventeurs. Je veux, pour ma part, voir dans l'apparition de ces nombreuses réclames, l'influence des sociétés protectrices de l'enfance, dont les idées commencent à se propager ; il semble que de toute part on soit pénétré davantage de l'importance d'une alimentation bien proportionnée aux forces digestives de l'enfant. S'il faut se réjouir de ce progrès, il importe en même temps de se tenir en garde contre la spéculation, toujours prête à tromper le public dans un but de lucre, et trop souvent au mépris des plus graves intérêts.

J'avais, à dessein, négligé, jusqu'à présent, de te parler de toutes ces préparations plus ou moins pharmaceutiques, dont la plupart ne me paraissaient pas mériter l'honneur d'un examen sérieux. J'avais tort, je l'avoue, de vouloir passer sous silence une question dont l'intérêt pratique ne peut se nier, en présence de la crédulité du public, et de la complaisance qu'il met à se laisser tromper. Ce n'est pas d'hier, il est vrai, qu'Horace a pu dire du vulgaire qu'il veut être dupé : « *Vulgus vult decipi.* » Pardonne-moi cette citation latine de mon poète favori. Le sujet mérite qu'on s'y arrête ; je saisis donc avec empressement l'occasion d'y revenir et de combler cette lacune.

Je veux, tout d'abord, me moquer un peu de toi ; qu'as-tu donc imaginé ? Nos vaches ne fournissent-elles donc plus un lait suffisant, qu'il faille avoir recours au lait conservé des vaches suisses ? Ce n'est pas, tant s'en faut, que je veuille condamner absolument l'usage du lait concentré de la compagnie anglo-suisse de Cham, dans le canton de Zug ; cette préparation, faite avec le plus grand soin, peut être pour nous, dans certains cas, une ressource précieuse, quand il est impossible d'avoir un lait d'assez bonne qualité.

Tu me diras que tel est ton cas, qu'à Paris et dans les grandes villes il n'est pas possible de se procurer du lait pur ; que la denrée vendue par le commerce n'a de commun que le nom avec le produit naturel des vaches de nos campagnes. C'est ce qu'on vous a si souvent répété, que vous avez fini par en demeurer convaincus, Parisiens naïfs, plus que vous ne voulez en convenir. Permets-moi de relever cette erreur. On ne peut nier la fraude dont le lait est l'objet, mais grâce à une surveillance active, je puis t'assurer qu'aujourd'hui la falsification ne peut plus guère consister qu'en un écrémage plus ou moins complet ou en une légère addition d'eau. C'est du moins ce qu'affirme M. le docteur Boudet, chargé de la vérification du lait, en sa qualité de membre du conseil de salubrité de la Seine. Sans parler des vacheries nombreuses où l'on peut voir traire le lait, des établissements qui le fournissent dans des pots scellés, il est certain qu'on peut se procurer chez beaucoup de marchands du lait de bonne qualité. Bien que pour être juste, il faille faire une différence entre la conserve de lait suisse et les diverses préparations dont nous allons nous occuper tout à l'heure, il faut bien demeurer convaincue que le lait frais est toujours préférable. Ce premier point établi, revenons à nos spécialités alimentaires.

Tu n'attends pas de moi la liste de tous ces produits divers, présentés au public sous les dénominations les plus variées. Il serait trop long d'énumérer toutes les conserves de lait et de viande, les prétendus laits artificiels, les farines lactées, diastasées, phosphatées, analeptiques, hygiéniques ou simplement digestives, dont les prospectus respectifs proclament la supériorité fondée sur des analyses plus ou moins exactes et des faits plus ou moins authentiques. Voyons seulement ce qu'il faut penser de toutes ces préparations.

S'il fallait en croire les affirmations pompeuses des annonces et prospectus, chacune d'elle constitue le *seul aliment capable de conjurer tous les accidents de l'enfance, le meilleur auxiliaire de l'allaitement maternel, le seul aliment complet, précieux surtout à l'époque du sevrage.* Quelle est de toutes ces spécialités la meilleure?

« Devine si tu peux, et choisis si tu l'oses. »

Conviens que la chose n'est pas facile. Je veux donc te venir en aide, et ton embarras aura cessé, j'en suis certain, quand je t'aurai dit tout d'abord que, soumises à des analyses consciencieuses, toutes ces substances alimentaires ont été reconnues de mauvaise qualité. C'est ce qu'a nettement dit M. le docteur Devilliers, dans un rapport fait à l'Académie de médecine, à propos d'une exposition d'économie domestique spéciale au premier âge, organisée par la Société protectrice de l'Enfance de Marseille, au commencement de l'année 1874. Tel fut l'avis de la commission chargée, lors de cette exposition, d'examiner les nombreux produits présentés avec empressement par tous les industriels inventeurs de quelque spécialité alimentaire. Combien de ceux qui comptaient faire une réclame facile à leurs produits, ont regretté peut-être de les avoir mis en évidence, alors qu'ils les ont vus sérieusement examinés et jugés sévèrement. Grâce aux travaux consciencieux d'un jury composé de savants ayant compris toute l'importance de leur mission, nous sommes aujourd'hui renseignés sur la valeur réelle de toutes ces préparations tant vantées.

Ce qu'il importe de savoir, c'est que la plupart ne renferment pas les substances annoncées et ne peuvent, par conséquent, pas avoir les propriétés qu'on veut leur attribuer. Ces préparations tiendraient-elles tout ce qu'elles promettent, qu'il faudrait peut-être les rejeter encore, précisément à cause de la présence de certains principes capables de nuire à la santé de l'enfant. Malgré les quelques termes scientifiques qu'il te faudra lire, je ne puis résister au désir de mettre sous tes yeux quelques lignes extraites du rapport dont j'ai parlé. Voici ce qu'il est dit :

« Les substances diastasées ont été fabriquées sans « qu'on y ait trouvé trace de diastase. » — La diastase est un principe destiné à faire subir aux féculents une transformation qui en rend la digestion plus facile.

« Les fécules phosphatées ne contiennent que des os calcinés, grossièrement pulvérisés. » — Les phosphates sont des principes nécessaires au développement du corps et à la formation des os.

« Le sucre de lait n'existe pas dans les produits où il « devrait se trouver. »

« Toutes les farines alimentaires ne se composent que « de produits de mauvaise qualité, dont la farine de « pomme de terre forme la base. »

« Tous ces mélanges fermentent avec la plus grande « facilité et deviennent des aliments indigestes et mal- « sains. »

Quant aux extraits de viande, aucune raison ne peut les faire préférer à la viande elle-même. Il faut surtout se méfier de l'extrait de Liebig, le plus connu de tous et dont les propriétés nutritives sont au moins douteuses.

Pour ne pas être accusé de parti-pris, peut-être convient-il de faire quelques exceptions en faveur de certains produits. Tu sais ce que je t'ai dit déjà du lait concentré suisse ; je n'y reviendrai pas.

Peut-être aurais-tu le droit de t'étonner, si je ne te parlais pas de la *Farine lactée de Nestlé*, qui se recommande au public comme ayant été seule récompensée par la Société protectrice de Marseille. Ce qu'on peut en dire de meilleur, c'est qu'elle « ne contient aucun mélange nuisible. »

Il est un autre produit qu'il ne faut peut-être pas rejeter absolument ; je veux parler de la *farine d'avoine d'Ecosse*, expérimentée sérieusement par les médecins les plus compétents, et dont les bons effets ont été constatés par le développement normal des enfants soumis à son usage. Toutefois, il faut bien savoir que les procédés de fabrication ont la plus grande influence sur la qualité de ce produit.

Tu dois maintenant, ma chère enfant, savoir à quoi t'en tenir sur les spécialités destinées à l'alimentation des enfants en bas âge ; tu conclueras, avec moi, que les moins mauvaises sont celles qui ne peuvent être nuisibles. Sans avoir aucun avantage réel sur les préparations culinaires habituellement usitées, elles ont l'inconvénient de coûter plus cher. Les inventeurs sont les seuls à en retirer quelque bénéfice.

Il faut donc en condamner l'usage, mais surtout quand elles ont la prétention de remplacer le lait, et même le lait de la mère; prétention dangereuse que peuvent expliquer seulement l'ignorance la plus absolue et le plus odieux charlatanisme.

LETTRE IV

RAPPORTS DU SEVRAGE AVEC LES PHÉNOMÈNES DE LA PREMIÈRE DENTITION.

La santé de Bébé continue à être excellente, et si je ne m'abuse, ma chère enfant, les craintes que nous avions conçues pour la période si périlleuse qu'il traverse actuellement me semblent, sinon dissipées complétement, du moins atténuées quelque peu dans ton esprit. J'en ai pour preuve la question que tu me fais dans ta dernière lettre : n'est-il pas temps de sevrer notre grand garçon, dont l'estomac parait fort bien s'habituer aux aliments chaque jour plus substantiels que nous lui donnons depuis quelque temps? Ne vas pas prendre ce que je te dis là pour un reproche ; il est trop naturel de songer moins au danger, à mesure que l'événement tarde davantage à justifier nos appréhensions. Jusqu'à ce jour le développement de notre cher enfant s'est poursuivi plus heureusement que nous n'avions osé l'espérer. Ton fils a maintenant un an ; il a six dents qu'il a mises sans souffrir beaucoup et sans accident. C'est autant qu'il en faut pour expliquer ta question qui ne m'a nullement surpris.

C'est ainsi que les choses se passent en pareil cas. La sortie des premières dents s'est faite assez facilement, sans être accompagnée des accidents que l'on redoutait, non sans raison. Tout danger paraît passé ; n'est-on pas toujours disposé à croire ce que l'on espère ? Quand alors les enfants paraissent suffisamment forts et développés pour leur âge, les parents songent au sevrage dont l'époque semble naturellement indiquée par le nombre de dents sorties. N'est-ce pas là ce que vous avez pensé ; n'est-ce pas ce dont t'a persuadée ton mari, qui craint toujours que l'allaitement prolongé ne te fatigue ? Loin de vouloir le blâmer ici, je me reprocherais plutôt de n'avoir pas prévenu ta question en te renseignant sur le moment opportun qu'il convient de choisir pour opérer le sevrage. C'est pourtant ce que je me proposais de faire en te montrant comment la question du sevrage se rattache aux phénomènes de la dentition, relation qu'on ne saurait négliger, ainsi que tu vas en demeurer convaincue quand je t'aurai fait connaître ce que tu dois en savoir.

Mais avant d'aller plus loin, je ne veux pas te faire attendre plus longtemps ma réponse, qui sera celle que j'ai l'habitude de faire toutes les fois que mon avis est réclamé en pareil cas. Jamais, retiens-le bien, à moins de circonstances tout-à-fait particulières, à moins que la santé de la mère ne l'exige impérieusement, jamais le médecin ne doit consentir au sevrage de l'enfant qui n'a que six dents, quelque excellente que soit d'ailleurs sa santé. Cette règle absolue repose sur des considérations que le médecin peut seul apprécier et dont il est à regretter que les gens du monde ne soient pas plus instruits. Tu comprendras facilement ce que je veux te dire pour te montrer combien j'ai raison de t'engager à ne pas encore sevrer ton fils. Quand donc pourrons-nous en venir là? Vouloir fixer d'une manière absolue l'époque du sevrage serait absurde, ainsi que le disait notre savant maître, l'éminent professeur Trousseau, dont les leçons sont restées gravées dans ma mémoire.

Il est un fait capital, qu'on ne saurait oublier sans exposer les enfants aux plus grands périls, c'est que l'époque du sevrage doit toujours être subordonnée aux phénomènes de la dentition.

Bébé a fait ses premières dents sans accidents ; pouvons-nous espérer que les choses se passeront toujours ainsi dans la suite? Malheureusement cet espoir des parents ne peut être partagé par le médecin, mieux instruit de ce qui peut arriver. L'expérience, il faut bien te le dire, nous apprend que la sortie des dents va devenir de plus en plus douloureuse et périlleuse. Pour ne pas te laisser trop longtemps sous l'impression de cette triste vérité, je veux te rassurer par cette pensée consolante, que la Nature elle-même semble avoir tout réglé pour nous permettre d'éviter les dangers que nous redoutons. C'est à nous à savoir tirer parti des ressources qui nous sont offertes. « Observons donc la Nature et suivons les routes qu'elle nous trace. » Ce sage conseil du philosophe de Genève nous permettra d'éviter bien des écueils.

Peut-être as-tu remarqué que Bébé a fait ses deux premières dents presque simultanément et dans un temps très court. Tu t'attendais peut-être à voir les autres dents apparaître successivement et sans interruption. Ce n'est pourtant que six semaines plus tard que tu nous annonçais l'apparition de nouvelles dents, auxquelles il a fallu un temps plus long pour sortir au nombre de quatre. Je puis t'annoncer aujourd'hui que ton fils va maintenant rester six semaines, peut-être même trois mois sans faire de dents. Ainsi que je te le disais tout-à-l'heure, la Nature a tout réglé pour le mieux.

La sortie des dents ne se fait pas sans interruption ; elle ne se fait pas non plus au hasard.

L'observation attentive des faits a permis de saisir certaines lois auxquelles paraît soumis le travail de la dentition. Ce qu'il te suffit de retenir, c'est que les dents sortent par groupes ou par paires, qui, sauf quelques exceptions toujours possibles, apparaissent dans un certain ordre, presque toujours le même.

Le travail de la dentition fatiguerait trop l'enfant, si la Nature n'avait ménagé des temps de repos après la sortie de chaque groupe qui constitue ce que nous appelons en médecine une éruption dentaire. Plus un groupe comprend de dents, plus l'éruption est difficile, plus aussi le temps d'arrêt qui succède est long pour permettre à l'enfant de reprendre ses forces.

Ce qu'il ne faut pas oublier non plus, c'est que les fonctions digestives de l'enfant sont le plus souvent troublées lors de chaque éruption dentaire.

Ces notions, qui te sont acquises maintenant, sont de la plus haute importance quand il s'agit du sevrage.

Un premier précepte que leur connaissance permet d'établir, c'est d'éviter avec soin de faire coïncider le sevrage avec le temps d'une éruption dentaire, sous peine d'aggraver les accidents qui peuvent s'être produits alors ou de les faire naître, s'ils n'existaient pas. La règle doit être de toujours sevrer les enfants pendant un temps de repos.

Si quelque raison sérieuse nous forçait à le faire, nous

pourrions, à la rigueur, profiter, pour sevrer Bébé, du temps assez long pendant lequel il va se reposer maintenant. Mais rien, que je sache, ne nous oblige à nous départir du principe que j'ai posé au commencement de cette lettre. Poursuivons donc, et voyons comment, selon toutes probabilités, vont désormais se succéder les éruptions dentaires et les temps d'arrêt consécutifs.

Ton fils a six dents. Les premières dents, deux incisives du milieu, se sont montrées à la mâchoire inférieure; la seconde éruption a compris les deux incisives supérieures médianes, puis les deux incisives latérales inférieures. Bébé va maintenant se reposer pendant six semaines ou trois mois ; alors commencera l'éruption du troisième groupe qui devra comprendre six dents : les premières molaires au nombre de quatre, et les deux incisives latérales supérieures. Quand cette éruption sera terminée, notre grand garçon aura douze dents. Le temps d'arrêt qui suivra devra être assez long et durer de trois à quatre mois. Il importe d'être bien renseigné sur la longueur de ce temps de repos, qui, le plus ordinairement, est utilisé pour opérer le sevrage.

Le quatrième groupe comprend les quatre canines, et sa sortie s'effectue généralement dans l'espace d'un mois à six semaines. Le temps d'arrêt qui suit est d'environ six mois, après lesquels sortent les dents du dernier groupe, les secondes molaires, au nombre de quatre. Bébé aura alors vingt dents et sa première dentition sera terminée.

Maintenant que te voilà suffisamment renseignée sur la manière dont s'effectuera la sortie des dents de Bébé, je dois ajouter que celles qui sortent le plus difficilement et dont l'apparition expose le plus les enfants aux dangers de la dentition, ce sont les canines. Aussi la règle devrait-elle être qu'un enfant ne fût jamais sevré avant la sortie de ce groupe de dents. L'enfant devrait donc téter jusqu'à ce qu'il ait seize dents.

C'est, sans contredit, une excellente précaution ; mais il est si difficile, de par le monde, de faire continuer l'allaitement aussi longtemps, qu'en toute franchise, je t'avoue m'estimer heureux quand je puis obtenir qu'on ne sèvre les enfants qu'après leur douzième dent. Je ne voudrais en aucune façon t'imposer ma volonté sur ce point. Il ne faudrait pourtant pas croire qu'elles soient aussi rares qu'on pourrait le supposer, les mères dévouées et prudentes qui prolongent l'allaitement jusqu'après la sortie des dents canines. A toi de décider ce que tu devras faire.

LETTRE V

CIRCONSTANCES QUI PEUVENT OBLIGER A OPÉRER LE SEVRAGE PRÉMATURÉMENT.

Te voilà fort embarrassée, ma chère enfant ; dois-tu céder aux instances de ton mari qui voudrait te décider à sevrer dès maintenant monsieur son fils ; n'écouteras-tu que ton cœur qui te conseille de ne pas cesser l'allaitement de Bébé tant qu'il pourra exister quelque danger à priver ce cher petit être du lait de sa mère ? Tu réclames mon secours pour t'aider à trancher la question selon ton désir ; je ne sais si la chose nous sera facile. Il n'est pas de pires sourds que ceux qui ne veulent pas entendre, et je crois qu'il faut ranger ton mari parmi ceux-là, s'il ne veut pas se rendre aux considérations que je vous ai soumises quand je t'ai parlé des rapports du sevrage avec les phénomènes de la dentition. Malgré tout, je ne veux rien négliger de ce qui devra te permettre de répondre victorieusement à toutes les raisons qu'on pourra tenter de faire prévaloir auprès de toi.

Je sais d'abord que tu ne te laisseras pas influencer par les insinuations de quelques bonnes amies, qui, jalouses de te voir prendre tant à cœur tes devoirs de mère, feront tous leurs efforts pour t'engager à les imiter et à ne pas te priver plus longtemps des plaisirs du monde pour te consacrer entièrement aux soins de ton enfant.

Peut-être seras-tu plus sensible aux railleries si l'on te fait entrevoir ce qu'il y aurait de drôle, pour ne pas dire plus, à attendre que Bébé refusât lui-même le sein, ainsi que cela s'est vu quelquefois, si tu continuais à vouloir le faire téter plus longtemps. Tu peux être certaine que pareille chose n'arrivera pas. Il est une mesure en tout; et je ne te conseillerais jamais de prolonger l'allaitement plus qu'il ne convient. S'il est vrai qu'un sevrage prématuré expose les enfants à tous les périls d'une alimentation disproportionnée avec leurs forces digestives, il n'est pas moins certain que l'allaitement trop prolongé serait plus nuisible qu'utile à l'enfant, dont le développement pourraît être retardé.

On ne manquera pas non plus de te citer l'exemple de nos enfants de la campagne, qui, pour être gorgés de bonne heure des aliments les plus grossiers, n'en sont pas moins forts et bien portants. Ces succès, qui peuvent s'expliquer par les meilleures conditions d'aération et d'insolation dans lesquelles vivent les enfants de la campagne, nés de parents plus robustes aussi, ne doivent pas faire oublier les tristes résultats qu'on obtiendrait pour la plupart des enfants des villes en suivant de semblables errements.

La seule bonne raison qu'on puisse faire valoir auprès de toi, pour te décider à sevrer trop tôt ton enfant, est le souci de ta santé pour laquelle on n'est jamais sans crainte. Est-il donc des circonstances qui forcent à opérer le sevrage plus tôt qu'il ne conviendrait ? C'est ce que je viens de te faire entrevoir, et puisque nous en sommes sur ce sujet, il ne me paraît pas inutile que nous examinions ensemble quelles sont les raisons qui peuvent contraindre à opérer le sevrage prématurément.

J'en élimine tout d'abord une première qui ne peut trouver son application ici. Je te connais trop pour savoir que tu n'es pas une de ces mères qu'effrayent les sacrifices et les fatigues que l'allaitement leur impose et qui sont heureuses de saisir le moindre prétexte pour y renoncer. S'il en était autrement, je n'hésiterais pas à t'engager à sevrer ton enfant, plutôt que de te voir accepter cette tâche malgré toi, forcée en quelque sorte par une espèce de respect humain ou pour céder à mes instances. Tu as accepté ton devoir de mère avec trop de bonheur pour que je puisse te ranger dans cette catégorie de mères indifférentes. Je n'en veux pour preuve que le chagrin éprouvé par toi dans les premiers temps de l'allaitement à cause des accidents qui te faisaient craindre de ne pouvoir nourrir ton enfant. Je me rappelle qu'au milieu des cruelles souffrances que te faisaient endurer de nombreuses gerçures, ta préoccupation continuelle était de penser qu'il faudrait peut-être confier ton fils à une nourrice, alors que je t'avais fait entrevoir cette éventualité comme le seul remède au mal, s'il avait persisté. Il n'a pas été nécessaire d'en venir là et tu as pu continuer la tâche que tu avais entreprise avec tant de bonheur.

Ces accidents que je viens de rappeler : excoriations, gerçures, crevasses du sein, ne sont pas les seuls qui peuvent contraindre au sevrage prématuré ; faisons donc une revue rapide des autres; ce qui nous permettra de voir si nous nous trouvons dans un des cas qui vont nous occuper. Tu sais que ta santé et celle de ton fils me sont également précieuses ; voyons donc s'il existe quelque circonstance qui puisse nous forcer, dans l'intérêt de la mère ou dans l'intérêt de l'enfant, à opérer le sevrage dès maintenant.

Je sais déjà que la sécrétion du lait, tout d'abord suffisante chez toi, n'a jamais diminué depuis, et ne menace pas de cesser complétement, ainsi qu'il arrive parfois ; auquel cas il faut bien donner une nourrice à l'enfant ou le sevrer.

A côté de ce manque absolu de lait, je te surprendrai bien en te disant qu'il faut quelquefois sevrer l'enfant quand le lait devient trop abondant. C'est qu'alors le lait n'a plus les qualités qu'il doit avoir; sa composition est sensiblement altérée. Il devient clair, aqueux et s'écoule presque continuellement des seins. La pauvreté de ce lait ne tarde pas à devenir nuisible à l'enfant, mais surtout à la mère, que l'on voit tomber dans un état de faiblesse excessive. Pourrais-tu te reconnaître dans le portrait d'une de ces pauvres nourrices que l'amaigrissement et une fièvre lente menacent de conduire à une mort prompte, si le sevrage n'était pour elle le moyen de prévenir cette terminaison fatale. Rien de semblable n'est à craindre pour toi ; tu ne t'es jamais mieux portée que depuis la naissance de ton fils et nous n'avons heureusement rien à redouter de ce côté.

Ce n'est pas toujours cet écoulement trop abondant d'un lait appauvri qui compromet la santé de la mère et rend le sevrage prématuré nécessaire. Il arrive parfois que la qualité du lait ne laisse rien à désirer, ce que prouve le développement de l'enfant, mais la santé de la nourrice est altérée, comme si elle ne fournissait une bonne nourriture à l'enfant qu'en s'épuisant elle-même. Je puis t'en citer un exemple qui t'intéressera, puisqu'il s'agit de la mère de ton filleul. Tu sais que, sur mon conseil, elle faisait téter son enfant ; grosse, grasse et fraîche comme une vraie fille des champs, elle paraissait devoir mener son allaitement sans encombre. Les apparences sont parfois trompeuses. Très-bien portante durant les premiers mois, la pauvre enfant a vu diminuer ses forces assez rapidement ; l'appétit se perdait et la pauvre mère maigrissait de plus en plus. Quoi qu'il en fût de la santé de ton filleul qui restait excellente, j'ai dû conseiller qu'on le sevrât promptement, sous peine de voir se manifester chez la mère quelques signes graves de consomption. C'est ce qui fût fait, et je puis te rassurer en te disant que, depuis, la santé de la mère est redevenue ce qu'elle était auparavant. Ce que je viens de te dire te montre assez que je serais le premier à te conseiller le sevrage prématuré si j'en reconnaissais la nécessité.

Tu le sais maintenant, deux circonstances principales imposent l'obligation de sevrer prématurément ; tantôt l'intérêt de l'enfant qui reçoit un mauvais lait, tantôt l'intérêt de la mère que l'allaitement fatigue.

Je t'en ai dit peut-être un peu long sur ce sujet, mais je ne le regretterai pas si ton mari peut être convaincu que rien ne saurait échapper à mon attention. Je ne veux pourtant pas terminer cette lettre sans te parler d'une circonstance qui pourrait t'embarrasser, si elle se présentait ; je veux parler du retour des règles qui peuvent apparaître pendant le cours de l'allaitement.

Est-ce là une circonstance qui oblige à sevrer l'enfant?

Les opinions sont partagées à ce sujet. Quant à moi, je ne pense pas que le retour des règles commande absolument de renoncer à l'allaitement. Ce qui se passe alors peut seul déterminer la conduite à tenir. Quelquefois le lait diminue de quantité ; il perd aussi de ses qualités. On ne tarde pas à s'en apercevoir à la santé de l'enfant, qui maigrit, bien que la santé générale de la nourrice ne soit pas affectée. Dans ce cas, la mère doit cesser de nourrir. Chez d'autres femmes, au contraire, la secrétion laiteuse n'est nullement troublée ni pendant, ni après la période menstruelle ; l'allaitement peut alors être continué.

Je n'aurai, je pense, omis aucune des principales circonstances qui peuvent forcer au sevrage prématuré, quand je t'aurai parlé de la grossesse survenant pendant l'allaitement. Ne faut-il pas tout prévoir? En pareil cas, la règle est absolue : il faut sevrer l'enfant. La grossesse ne tarde pas à faire perdre au lait la plus grande partie de ses propriétés nutritives, et devient incompatible avec un bon allaitement.

LETTRE VI

EST-IL UNE SAISON QU'IL FAILLE PRÉFÉRER POUR OPÉRER LE SEVRAGE?

Je me réjouis avec toi, ma chère enfant, de la nouvelle que tu m'apprends aujourd'hui. Nous avons donc obtenu gain de cause, et ton mari s'est enfin rendu à nos désirs; Bébé ne sera sevré qu'après avoir fait seize dents. Si quelque chose peut calmer nos inquiétudes, c'est la certitude où nous sommes dès maintenant de ne rien négliger pour conjurer tout danger. Ta sollicitude ne s'endort pourtant pas. Plus approche le moment de sevrer Bébé, plus tu te préoccupes des moindres détails qui peuvent rendre cette opération plus facile.

Tu t'inquiètes aujourd'hui de savoir s'il est une saison de l'année qu'il faille préférer pour procéder au sevrage. Mon intention était bien de te dire quelques mots à ce sujet. Pour ne pas avoir l'importance de toutes les questions qui nous ont occupés jusqu'à présent, le choix de la saison pendant laquelle devra être effectué le sevrage n'est pas tout-à-fait indifférent. Aussi je m'empresse de satisfaire à ton désir d'être renseignée sur ce point.

Je dois te déclarer tout d'abord qu'ici les opinions sont

très partagées, chaque médecin me paraissant avoir sa préférence personnelle pour quelqu'une des quatre saisons de l'année. Tandis que les uns conseillent de sevrer les enfants pendant l'été plutôt que pendant l'hiver, d'autres, non moins compétents, préfèrent la saison froide aux temps chauds, et conseillent de choisir l'hiver, de préférence à l'été, pour opérer le sevrage.

Si étrange que cela puisse te paraître, cette divergence d'opinions, sur la question qui nous occupe, prouve seulement le peu d'importance qu'on y attache généralement, surtout quand on n'a pas négligé les précautions sur lesquelles nous avons insisté davantage. Il est certain, selon moi, qu'un enfant bien portant, fort et bien développé, qui a seize dents, dont on a graduellement préparé l'estomac à recevoir les aliments communs à tout le monde, peut être sevré, sans grand inconvénient, en toute saison.

Si pourtant, rien n'oblige à le faire, je crois qu'il convient de ne pas entreprendre le sevrage durant l'été, qui, de toutes les saisons, me paraît la moins favorable au succès de l'opération.

Tu n'as pas oublié ce que je t'ai dit souvent des dangers auxquels sont plus particulièrement exposés les enfants pendant le temps de la saison chaude. C'est alors qu'il faut redoubler d'attention, surveiller avec le plus grand soin le régime alimentaire des enfants, pour éviter tout ce qui peut troubler chez eux les fonctions digestives. Le lait de sa nourrice étant le meilleur remède pour l'enfant malade, il importe plus que jamais de ne pas nous priver d'une ressource aussi précieuse dans le temps où nous avons à craindre davantage les affections du ventre auxquelles sont plus prédisposés les enfants pendant les fortes chaleurs.

Quelles que soient les précautions prises pour l'habituer à son nouveau régime, la nourriture que reçoit l'enfant après le sevrage impose toujours à son estomac un travail plus grand, ce qui le rend d'autant plus susceptible aux moindres causes de dérangements intestinaux. C'est ce qu'il suffit de te rappeler pour te faire comprendre le danger du sevrage entrepris pendant l'été. Quoique je t'en aie dit en commençant cette lettre, je ne serais donc pas éloigné de conseiller, en règle générale, de ne jamais sevrer les enfants pendant le temps des chaleurs.

Pour être franc, je ne préfère pas de beaucoup l'hiver. N'a-t-on pas à craindre, pendant la saison froide, les maladies de poitrine si fréquentes pendant la première enfance et dans lesquelles le lait de la nourrice vaudra mieux que les meilleures tisanes.

Restent le printemps et l'automne, qui, selon moi, conviennent mieux pour opérer le sevrage, par la raison que les enfants sont alors moins exposés aux maladies dont nous venons de parler.

Il me semblerait oiseux de nous arrêter plus longtemps sur cette question; ce que je t'en ai dit doit suffire pour faire cesser dans ton esprit toute préoccupation à ce sujet. J'insiste d'autant moins que, tout calcul fait, en prenant le temps le plus long nécessaire à la sortie des dents de Bébé, nous aurons atteint les premiers jours de la belle saison quand il faudra procéder au sevrage. Tout est donc pour le mieux, et nous pouvons espérer qu'ayant par devers nous toutes les chances favorables à l'opération du sevrage, notre grand garçon traversera cette épreuve sans accident.

LETTRE VII

COMMENT DOIT-ON PROCÉDER AU SEVRAGE DÉFINITIF?

Quelque douce qu'ait été pour toi, jusqu'à ce jour, la pensée de te savoir indispensable à l'existence de ton fils, le temps est venu, ma chère enfant, de le livrer à sa vie indépendante en procédant maintenant au sevrage définitif. Grâce aux précautions que nous avons prises, nous n'aurons pas beaucoup à faire pour en arriver à priver complétement Bébé du lait de sa mère, pour lequel, bien qu'habitué à d'autres aliments, il a conservé une prédilection bien marquée, ce dont tu sembles si fière.

Depuis longtemps, tous nos soins ont tendu à accoutumer ton enfant aux aliments dont il devra désormais se nourrir; son estomac s'est fortifié. Il faut maintenant cesser tout-à-fait de lui donner à téter, et le mieux est d'en arriver là brusquement.

Le plus grand obstacle viendra peut-être de ce que Bébé n'acceptera pas volontiers la privation qu'on va lui imposer. Il serait étonnant que ton fils se laissât sevrer sans larmes et sans cris; il faut t'attendre à le voir réclamer le sein par des pleurs qui ne devront pas t'émouvoir ni te faire céder aux désirs du petit gourmand. C'est ainsi que les choses se passent le plus ordinairement; tant que les enfants sentent leur mère auprès d'eux, ils s'obstinent à vouloir le sein et refusent tous les aliments qu'on leur offre. C'est pour cette raison qu'on donne souvent le conseil d'éloigner l'enfant de sa mère pour compléter le sevrage et l'opérer plus facilement. Je sais trop combien il te serait pénible de te séparer de ton cher enfant pour te donner ce conseil; il est, d'ailleurs, d'autres moyens pour forcer les enfants à renoncer au sein.

Il faut d'abord que ton cœur de mère ne se laisse pas émouvoir par le chagrin de Bébé; puisqu'il n'est pas malade, il faudra résister fermement à son caprice. Si tu es assez forte pour ne pas lui céder, il se verra bientôt forcé d'accepter les aliments que tu lui présenteras.

Si tu n'as pas ce courage, ou si ton grand garçon s'attache obstinément à ton sein, il faudra aviser d'autres moyens qui, pour être des plus simples, réussissent toujours merveilleusement.

Il faudra lui faire prendre le sein en dégoût. Pour en arriver là, il suffit d'enduire le mamelon d'une substance dont la saveur ou l'odeur désagréable le repoussera sans retour. Mais il importe que cette substance soit tout à fait inoffensive. On emploie généralement avec succès une solution amère d'extrait de gentiane, d'aloès ou de quinquina ; quelquefois on enduit tout simplement le sein avec un peu de moutarde. Ces moyens réussissent toujours, et l'enfant, ainsi dégoûté, ne réclame plus le sein et même le repousse si on le lui offre de nouveau.

Voilà donc Bébé sevré complétement, sans plus de difficultés, j'imagine. Faudra-t-il surveiller son régime avec moins de soin? Loin de là; aussi dois-je encore te dire quelles précautions sont à prendre, surtout dans les premiers temps qui vont suivre le sevrage définitif.

Bébé devra désormais prendre ses principaux repas avec vous ; mais il faudra choisir parmi les aliments servis à votre table les plus délicats et les plus faciles à digérer. Son estomac ne pourrait encore recevoir sans danger les aliments de haut goût ou fortement épicés.

Bébé devra manger peu à la fois, mais souvent; aussi les repas pris avec vous ne sauraient lui suffire. Ici encore, comme pendant l'allaitement, il importe que les repas soient convenablement réglés si l'on veut éviter les indigestions fréquentes chez les enfants qui mangent à toute heure. Le moindre inconvénient de cette pratique est de leur faire perdre l'appétit et de rendre l'estomac paresseux.

Est-il quelque préparation spéciale qu'il convienne de comprendre dans le régime de Bébé? Quelques médecins, je dois le dire, pensent qu'il importe de donner aux enfants, après le sevrage, une petite quantité de viande crue hachée, dont on leur fait prendre quelques cuillerées par jour dans les potages qu'on leur prépare. La viande crue hachée est, sans contredit, un aliment excellent, qui peut être fort utile dans certaines conditions particulières, quand il s'agit, par exemple, de remédier aux conséquences d'un sevrage trop hâtif ou mal dirigé; mais à moins d'indications spéciales, à moins qu'il ne s'agisse d'un enfant délicat dont il faut fortifier l'organisme, je ne crois pas, pour ma part, qu'il soit nécessaire d'astreindre tous les enfants à ce régime particulier.

D'autres conseillent le bouillon de Liebig; tu sais ce que je pense de cette préparation, dont je t'ai parlé à propos des spécialités alimentaires du premier âge.

Je n'insiste pas plus longtemps sur ce sujet ; je ne crois pas utile de compliquer le régime de l'enfant qui se trouve bien des aliments auxquels il est déjà habitué.

Je ne veux pourtant pas terminer cette lettre sans te parler encore des pâtisseries que j'avais défendues pendant l'allaitement. Sans les proscrire absolument aujourd'hui, comme avant le sevrage, je te conseille de ne pas les prodiguer à ton enfant, ainsi qu'on a coutume de le faire. Je ne t'en dirai pas autant des gelées de fruits, étendues sur des tranches minces de pain, qu'on donne aussi aux enfants ; c'est pour eux une excellente nourriture en même temps qu'une friandise dont il convient de ne pas les priver.

LETTRE VIII

SOINS QUE RÉCLAME LA SANTÉ DE LA MÈRE APRÈS LE SEVRAGE.

Dans les quelques lettres que je t'ai écrites relativement au sevrage, j'ai tâché de ne négliger rien de ce qui pouvait faciliter cette opération toujours délicate. Si ton fils a pu traverser sans accident cette période, toujours dangereuse, du premier âge, j'ai la satisfaction de penser que mes conseils n'ont pas été inutiles ; mais aussi je dois me féliciter, ma chère enfant, de t'avoir trouvée toujours si docile à suivre mes avis. Ta sollicitude trouve aujourd'hui sa récompense; ton fils est fort et plein de santé. Tu sais quelles précautions restent encore à prendre pour lui pendant quelque temps; je crois, maintenant, pour compléter ma tâche, devoir te renseigner sur les soins que réclame aujourd'hui ta santé. Je réponds, d'ailleurs, à une de tes préoccupations du moment.

Bien que Bébé soit tout-à-fait sevré depuis quelques jours, tu t'inquiètes de voir la secrétion du lait continuer sans être beaucoup moins abondante. Sache donc qu'il n'y a là rien d'extraordinaire ; c'est exceptionnellemeut que le lait cesse de couler dès que cesse l'allaitement. Il est pourtant nécessaire de t'indiquer à ce propos quelques précautions à prendre.

Ce que j'ai de plus essentiel à te recommander, c'est d'éviter avec le plus grand soin le refroidissement des seins, qui pourraient devenir douloureux, s'engorger et devenir le siége d'accidents plus sérieux. Tu préviendras tout danger en recouvrant tes seins avec un peu de ouate.

Tu te rappelles combien je te recommandais une nourriture forte, quand tu craignais de voir diminuer ton lait; aujourd'hui je dois te donner le conseil tout opposé. Tu devras pendant quelque temps diminuer la quantité de tes aliments, qui devront être aussi moins substantiels.

Est-il nécessaire d'avoir recours à toutes les préparations plus ou moins pharmaceutiques qui ont, de par le monde, la réputation de faire passer le lait? Pour être franc, je t'avouerai mon incrédulité touchant l'utilité de cette pratique et l'efficacité des tisanes réputées anti-laiteuses. Ma conviction repose sur une simple observation : c'est que la plupart de ces tisanes ne jouissent d'aucune propriété médicale et sont tout à fait inertes. Telles sont la décoction de canne de Provence et l'infusion de bouchon.

La décoction de pervenche jouit aussi d'un grand crédit, mais du moins son usage peut-il s'expliquer par un léger effet purgatif. Si donc il était possible au médecin de toujours faire prévaloir son opinion, l'usage des tisanes pour la mère, après le sevrage, devrait être considéré comme une précaution inutile. Mais le praticien se heurte ici à l'un des préjugés les plus répandus dans toutes les classes de la société. N'as-tu pas entendu parler quelquefois de ces maladies graves dues à un *lait répandu*? La crainte d'un pareil accident ne suffit-elle pas à te faire comprendre la responsabilité qu'assumerait le médecin assez hardi pour combattre le préjugé dont je te parle. On ne redoute rien tant que cette déviation du lait qui se répand par tout le corps et à laquelle on attribue toutes les maladies qui peuvent survenir à la suite des couches ou du sevrage. Ai-je besoin de te dire que cette explication est de pure imagination et qu'il n'existe pas de maladies laiteuses?

Quoiqu'il en soit, le médecin se voit forcé de céder au préjugé, dans l'intérêt de sa réputation et pour éviter plus tard d'injustes reproches; il s'y résigne d'autant mieux que les errements du public n'ont ici rien de contraire à la raison et ne peuvent nuire à la santé des nourrices.

Que vas-tu donc décider après tout ce que je viens de te dire? T'abstiendras-tu de toute tisane? Je ne voudrais pas abuser de mon autorité de père pour faire prévaloir ma conviction de médecin; tu pourras donc, si tu le veux, et pour nous mettre à l'abri de tout reproche, prendre quelque peu de tisane. Tu sais ce qu'il faut penser de l'infusion de bouchon et de la décoction de canne de Provence; libre à toi d'en faire usage. Je me suis procuré souvent le malin plaisir de recommander ces boissons par cela même que je les savais inertes; j'ai pu ainsi acquérir la preuve de l'inutilité des autres préparations par les bons résultats que celles-ci m'ont donnés. Mais ne vas pas dévoiler ce gros secret que je livre à ta discrétion. Si tu préfères d'autres tisanes, tu n'auras qu'à choisir entre l'infusion de pervenche, une décoction de chiendent dans laquelle tu pourras ajouter deux grammes d'acétate de potasse par litre, et dont tu boiras quelques verres dans la journée. Tu peux varier ces boissons en mettant la même quantité de sel de potasse dans un litre de bouillon d'oseille, de petit lait clarifié, ou tout simplement d'eau sucrée, si tu le préfères.

Si l'emploi de ces tisanes ne suffit pas à te rassurer sur la disparition complète de ton lait, mais surtout si tes seins se gonflaient, devenaient douloureux, je n'hésiterais pas à te conseiller un purgatif léger. Je donne la préférence, en pareil cas, à la purgation qu'on obtient avec le citrate de magnésie, une petite dose d'huile de ricin, ou mieux encore une bouteille d'eau de Pullna prise en deux jours.

Les tisanes ne sont pas les seules préparations dont on fait usage pour faire passer le lait; je ne t'étonnerai pas beaucoup en te disant qu'il existe des spécialités anti-laiteuses dont je veux te dire quelques mots.

Je dois te déclarer tout d'abord qu'on ne connaît aucune substance ayant la propriété de faire diminuer la secrétion du lait sans agir primitivement sur les seins ou d'autres organes.

Parmi les préparations spéciales, il en est dont les propriétés sont plus qu'hypothétiques, comme les tisanes dont nous avons parlé.

D'autres ont une action locale sur les seins, dont elles excitent l'activité vitale, et déterminent une résorption plus prompte du lait. Je ne te parlerai pas des nombreuses pommades ou huiles dont la belladone, le camphre, l'ammoniaque font la base, et qui sont vantées sous des dénominations diverses. On a encore prôné, ces temps derniers, l'huile de chènevis, que l'on obtient en exprimant les graines du chanvre, et dont on se sert en frictions chaudes. On ne peut nier que ces préparations n'agissent pour diminuer ou arrêter la secrétion du lait; mais ces moyens ne sont pas sans danger, et leurs effets doivent être surveillés avec le plus grand soin.

Les autres spécialités, enfin, n'agissent qu'en produisant une secrétion plus abondante de la peau ou des intestins; ce sont des sudorifiques ou des purgatifs qui, secondairement, peuvent diminuer la secrétion des mamelles. Ces préparations sont les plus rationnelles, et doivent être préférées comme étant aussi les moins dangereuses.

Je t'ai parlé peut-être un peu trop longuement des spécialités anti-laiteuses, mais en présence de l'engouement du public pour tous ces produits, qui, chaque jour davantage, tendent à remplacer les préparations de la médecine ordinaire, ne convient-il pas d'en dévoiler les secrets et de démontrer que leurs propriétés n'ont rien de mystérieux?

Je clos ici cette digression et j'en reviens, ma chère enfant, aux soins que réclame ta santé. Tu as, par devers toi, les moyens de prévenir tout accident. J'espère donc que tout se passera bien et qu'il n'y aura plus à songer qu'à réparer les forces que l'allaitement a pu te faire perdre. Quelques préparations de fer ou de quinquina deviendront peut-être nécessaires. Le séjour à la campagne ne peut avoir qu'une influence des plus favorables sur ta santé et celle de notre enfant; je t'engage donc à venir attendre près de nous le moment d'aller vous établir pour un temps aux bords de la mer, projet auquel je donne mon approbation tout entière.

TABLE DES MATIÈRES

OUVRAGES DU MÊME AUTEUR :

ÉTUDE

SUR LA PREMIÈRE DENTITION

PARIS. — ADRIEN DELAHAYE, Libraire-Éditeur,
PLACE DE L'ÉCOLE DE MÉDECINE.
1872

SOUS PRESSE :

PRÉJUGÉS POPULAIRES

SUR LES MALADIES DE L'ENFANCE

Ouvrage couronné par la Société protectrice de l'Enfance de Paris
(Concours 1871).

BIBLIOTHÈQUE NATIONALE
IMPRIMÉS
R.F.

AUXERRE. — IMP. DE G. PERRIQUET.

120

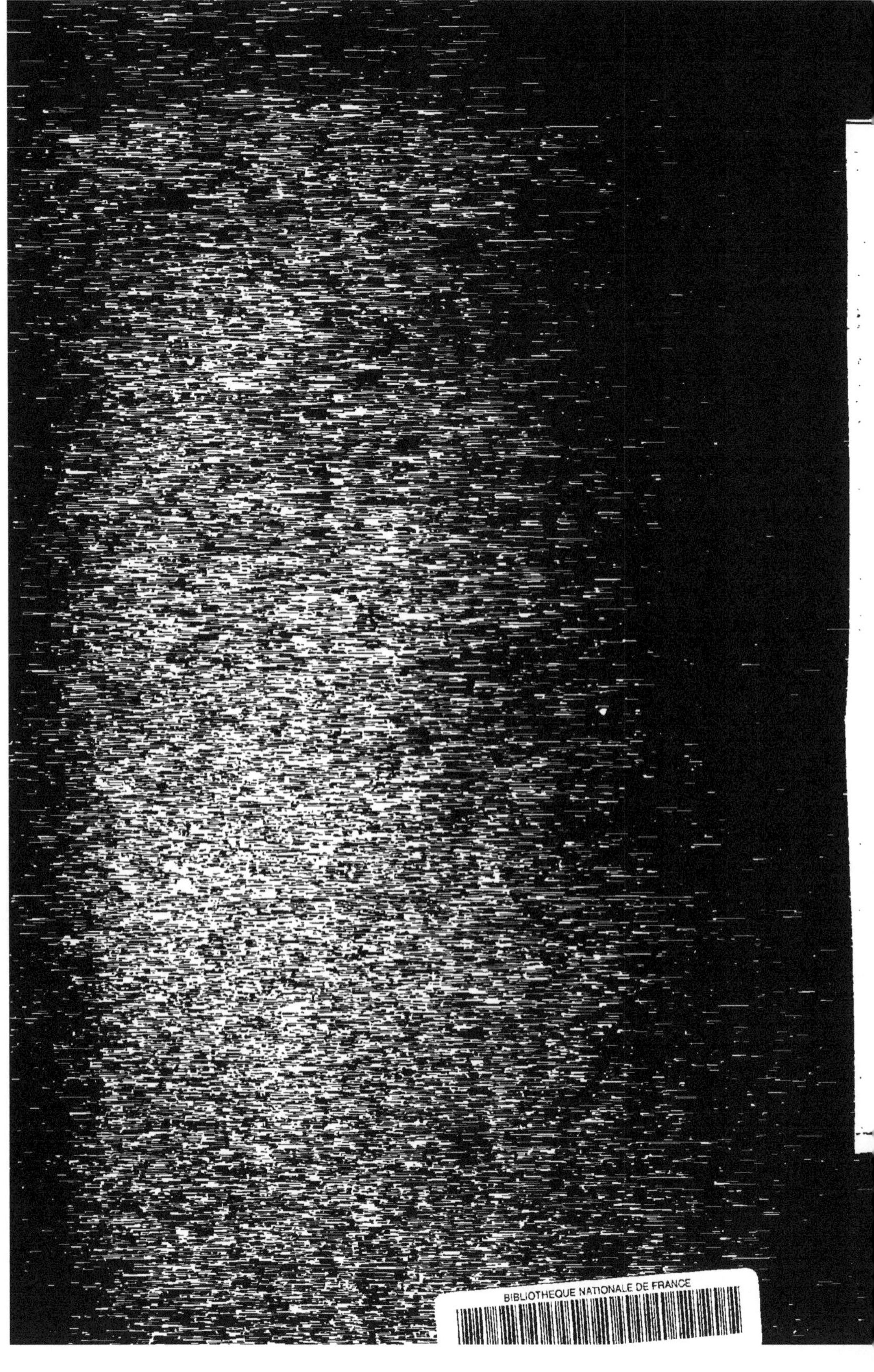
BIBLIOTHEQUE NATIONALE DE FRANCE

www.ingramcontent.com/pod-product-compliance
Ingram Content Group UK Ltd.
Pitfield, Milton Keynes, MK11 3LW, UK
UKHW012258240726
13966UKWH00004B/1478